Lisett Navarro Morales
Yipsy Maria Gutierrez Baez

Cardiopatía isquémica en mujeres y su relación con etapas de vida

Lisett Navarro Morales
Yipsy Maria Gutierrez Baez

Cardiopatía isquémica en mujeres y su relación con etapas de vida

Un vistazo a la salud cardiovascular femenina en transiciones hormonales

Editorial Académica Española

Imprint

Any brand names and product names mentioned in this book are subject to trademark, brand or patent protection and are trademarks or registered trademarks of their respective holders. The use of brand names, product names, common names, trade names, product descriptions etc. even without a particular marking in this work is in no way to be construed to mean that such names may be regarded as unrestricted in respect of trademark and brand protection legislation and could thus be used by anyone.

Cover image: www.ingimage.com

Publisher:
Editorial Académica Española
is a trademark of
Dodo Books Indian Ocean Ltd. and OmniScriptum S.R.L publishing group

120 High Road, East Finchley, London, N2 9ED, United Kingdom
Str. Armeneasca 28/1, office 1, Chisinau MD-2012, Republic of Moldova, Europe
Managing Directors: Ieva Konstantinova, Victoria Ursu
info@omniscriptum.com

Printed at: see last page
ISBN: 978-620-2-16806-9

Copyright © Lisett Navarro Morales, Yipsy Maria Gutierrez Baez
Copyright © 2025 Dodo Books Indian Ocean Ltd. and OmniScriptum S.R.L publishing group

Cardiopatía Isquémica en Mujeres y su Relación con Etapas de Vida

Un vistazo a la salud cardiovascular femenina en transiciones hormonales

Autora:

Dra. Lisett Navarro Morales

Residente de la especialidad de Medicina Familiar y Comunitaria.

Tutora:

Prof. Yipsy María Gutiérrez Báez

Especialista de Primer Grado en Medicina Interna. Master en Urgencias Médicas. Profesor Auxiliar.

Editorial Académica Española

2025

RESUMEN

La enfermedad arterial coronaria constituye la principal causa de muerte en el sexo femenino en los países desarrollados. El conocimiento de las características específicas de la misma es aún insuficiente. Los factores de riesgo cardiovascular clásicamente descriptos en la literatura, se asocian con un incremento del riesgo cardiovascular absoluto en las mujeres. Se realizó un estudio descriptivo transversal con el objetivo de caracterizar la cardiopatía isquémica y su relación con etapas de vida premenopáusica y posmenopáusica en mujeres pertenecientes al consultorio médico 27 del Policlínico Docente Norte del municipio Florida, en el período comprendido de septiembre del 2020 a marzo 2023. El universo estuvo constituido por 53 mujeres no embarazadas de 18 años y más con diagnóstico de cardiopatía isquémica, perteneciente al consultorio médico 27 del Policlínico Norte Florida. Prevaleció en la muestra estudiada las pacientes mayores de 60 años, las de raza blanca, con nivel de escolaridad preuniversitario y aquellas sin vínculo laboral. Fue frecuente la hipertensión arterial como antecedente patológico personal. El mayor porcentaje presenta el tabaquismo como hábito tóxico y la no práctica de ejercicio físico. El hogar constituyó el medio donde se provoca en mayor medida situaciones estresantes en las féminas y se manifestó mayor incidencia de la obesidad grado II. Ocurre el diagnóstico de la cardiopatía isquémica en la mayoría de las pacientes durante la etapa postmenopáusica, con un intervalo de tiempo entre menopausia y diagnóstico de cardiopatía isquémica de más de 10 años.

ÍNDICE

INTRODUCCIÓN

La cardiopatía isquémica (CI) es hoy la primera causa de muerte en los países desarrollados, y la responsable de un tercio de las muertes que se producen en el mundo. En el año 2008ocasionó 7.3 millones de muertes a nivel mundial, mientras que para el 2020 se esperaba el número de fallecimientos por ésta ascendería hasta 11.1 millones.[1,2]

Cada dos segundos se produce una muerte por enfermedad cardiovascular en el mundo y específicamente cada cinco segundos un infarto agudo de miocardio (IAM).Según datos de La Organización Mundial de la Salud [(1)]que recientemente analizó las previsiones de cambio en el orden de las 10 principales enfermedades en el mundo desde 1990 hasta 2020, los resultados permitieron pronosticar que para el 2020, las cuatro primeras causas de enfermedad y muerte serían: la cardiopatía isquémica, la depresión, los accidentes de tránsito y las enfermedades cerebrovasculares(ECV), advirtiendo, además, nuevos cambios en el papel epidemiológico, con alta prevalencia de discapacidades derivadas de la prolongación de vida y los ambientes socioeconómicos y culturales, los que sólo se controlarán mediante ambientes saludables y cambios de maneras de vivir.[3,4]

Numerosos autores defienden que la ECV es la principal causa de muerte en ambos sexos en los países desarrollados, entre los cuales se cita expresamente Reino Unido, EEUU o España, por ejemplo.[5] En este escenario que se dibuja, la mortalidad por ECV supera ya la producida por los accidentes de tráfico o el cáncer [(5)], aunque el protagonismo mediático que adoptan estas entidades ensombrezca una realidad imposible de ignorar.

Dentro de las ECV, la CI supone el grupo más numeroso por lo que a fallecimientos se refiere.[6] Las previsiones apuntan a que, para el año 2050, la mortalidad por infarto de miocardio será un 30% más elevada en las mujeres que en hombres;[7] no obstante, se sigue temiendo más al cáncer.[8] Aunque muchos estudios respaldan que esta enfermedad mata anualmente aproximadamente el doble de mujeres que todos los tipos de cáncer juntos, y que constituye la principal causa de discapacidad en las mujeres.[9]

En Cuba. para el cierre del año 2019 y a partir de la información publicada en el Anuario Estadístico Nacional de salud en relación con las 10 *primeras causas de muerte*, las enfermedades del corazón ocupan el primer lugar con una tasa de 238,1 por 100 000 habitantes, (siendo la tasa en mujeres de 219,6 y en hombre de 256,99), seguida de la muerte por tumores malignos, cuya tasa es de 223,0, ambas causas explican el 47,5 % del total de las defunciones del año 2019 en el país.[10]

La CI provoca más de la mitad del número de defunciones por enfermedades del corazón, y se estima que actualmente es responsable de una de cada seis defunciones en la población de 20 años y más,[3] aporta el 80% de los fallecimientos por enfermedades cardíacas, siendo el infarto agudo de miocardio (IAM) la forma de presentación de mayor letalidad que ocasionó el 45 % de la mortalidad por CI en el año 2013.[4] Para el cierre del año 2019, y sobre la base de la mortalidad cardiovascular global se estimó que el 61,3 % de las muertes por *enfermedades del corazón* ocurre por enfermedades isquémicas, y de ellas, el 44,2 % por infarto agudo de miocardio. En los hospitales de país ingresan al año 12000 pacientes por infarto agudo de miocardio con una letalidad promedio de 14-20%.[10] Por otra parte, en el año 2013 el 14% de los varones y el 6% de las féminas fallecieron por IAM antes de cumplir los 60 años de edad. En tanto que el subgrupo de más de 65 años aporta alrededor del 85% de la mortalidad.[4,11]

Las enfermedades cardiovasculares (ECV) tienen distinta incidencia, evolución y pronóstico en la población en función del sexo, sin embargo, la sociedad no había asumido estas diferencias hasta hace pocos años, lo que ha perjudicado significativamente a la mujer y ha provocado que se convierta en la primera causa de muerte entre las mujeres. Tres de cada diez muertes que se producen en la población femenina están directamente relacionadas con la salud cardiovascular. Sin embargo, las propias mujeres no tienen conciencia de esta situación por lo que constituye uno de los problemas de salud más importantes a los que se enfrenta la sociedad.[2,3]

Las cifras de mujeres afectadas por estas entidades han aumentado considerablemente a través de los años, invalidando a muchas de ellas aun en etapas productivas de su vida con repercusión negativa en el ámbito familiar y social donde esta se desenvuelve.[11]

Cuba es un ejemplo de país en desarrollo que muestra una esperanza de vida promedio de 78 años, en correspondencia con países desarrollados.[4] Explorar la relación entre la mujer y la enfermedad coronaria es interesante· y oportuna con el fin de reducir las altas tasas de morbimortalidad que supone actualmente en el mundo y considerando, además, que es la mujer en nuestra sociedad un pilar fundamental. En la literatura existen indicios que apuntan a que la mujer que sufre un episodio de CI en cualquiera de sus modalidades posee una serie de connotaciones propias que la diferencian del otro sexo. Por las hormonas femeninas, las mujeres generalmente están protegidas de las enfermedades del corazón hasta la menopausia, que es, a partir de esta etapa cuando su riesgo de padecerla comienza a aumentar.[12,13]

En el año 2016 ocurren en el país un total de 24 462 defunciones por enfermedades del corazón, para una tasa bruta de mortalidad de 217,7 defunciones por cada 100000 habitantes y una tasa ajustada de 107,8 fallecidos por cada 100000 habitante.[14] Por lo que se erigieron dichas enfermedades como las mayores responsables de mortalidad en Cuba y se situaron como la primera causa de muerte en el país.

La provincia de Camagüey para el 2019 presenta una tasa de defunción de 226,6 por cada 100 habitantes, siendo esta tasa de 191,0 en mujeres con respecto al año 2018.[10]

Desde el punto de vista epidemiológico, estos factores de riesgo son predictores estadísticos de la enfermedad y tienen gran importancia clínica, sobre todo por el efecto aditivo, al coincidir varios de estos en un mismo paciente y por ello el comportamiento de dichos factores de riesgo en la mujer es un tema importante para continuar.[14]

Justificación del problema:

Teniendo en cuenta que el comportamiento de la cardiopatía isquémica sigue siendo una de las principales causas de la morbimortalidad en la población adulta mundial, incluyendo nuestro país ,la provincia, municipio y el área de salud , mostrándose en ascenso en el sexo femenino, y atendiendo a la importancia y repercusión negativa que la entidad causa en la familia y la sociedad, se hace necesario realizar la investigación que será de gran importancia porque nos brindará elementos necesarios para trazar estrategias oportunas para la disminución de esta enfermedad crónica en las mujeres, dependiendo de su etapa de vida femenina. La capacidad de accionar en la práctica médica con un enfoque investigativo, fruto de un pensamiento científico que garantice una permanente actitud reflexiva, que se oriente al análisis causal de los problemas observados en el quehacer cotidiano y a la elaboración y evaluación de soluciones que respondan a los problemas de salud de la población, es un pilar importante en nuestro programa de salud. En el municipio se han realizado investigaciones sobre cardiopatías isquémica y factores de riesgo cardiovasculares, ofreciendo datos epidemiológicos que en muchos aspectos estadísticos han coincididos con el resto del país y del mundo.

Problema científico:

¿Cómo se caracteriza la cardiopatía isquémica y su relación con etapas de vida premenopáusica y posmenopáusica en mujeres pertenecientes al consultorio médico 27 del Policlínico Docente Norte del municipio Florida?

Preguntas de Investigación:

1. ¿Cómo se comporta la cardiopatía isquémica en mujeres según edad, color de la piel, ocupación y escolaridad?

2. ¿Cuáles de los factores de riesgo cardiovasculares predominan en las mujeres con Cardiopatía isquémica?

3. ¿Cómo se relaciona la cardiopatía isquémica en mujeres y las etapas de vida femenina?

MARCO TEÓRICO

La cardiopatía isquémica es una forma específica de afectación miocárdica causada por insuficiencia coronaria aterosclerótica que provoca el endurecimiento y engrosamiento anormal de la pared de las arterias, con tendencia a obstruirse, por el depósito de sustancias en el interior del vaso sanguíneo en forma de placas de ateromas que reducen la luz de la arteria, por lo que disminuyen el flujo de sangre que la arteria puede transportar al miocardio, estas situaciones dificultan la llegada de la sangre a las células del corazón y la cantidad de oxígeno que llega es insuficiente ,por lo que se produce desequilibrio entre el flujo sanguíneo y el requerimiento del músculo cardíaco .Se manifiesta así la Enfermedad Coronaria o Cardiopatía Isquémica.[1,15]

Se hace necesario profundizar sobre la principal causa de incompetencia coronaria, dominada esta por la ateromatosis coronaria, cuyo elemento inicial lo constituye la disfunción endotelial, favorecida por factores de riesgo coronario, que no son más que elementos o circunstancias que favorecen la formación de la placa de ateroma. Se define Factor de Riesgo Vascular (FRV) como aquella situación o circunstancia que se asocia, estadísticamente, con una mayor incidencia de enfermedades cardiovasculares. Un factor de riesgo puede estar implicado en la etiopatogenia de la enfermedad, o asociarse con la misma.[14,15] Para que se le pueda atribuir un papel etiológico al factor de riesgo son necesarias varios aspectos: que sea anterior al comienzo de la enfermedad; que exista una relación entre la intensidad del factor de riesgo y la patología cardiovascular, que la relación persista en las diferentes poblaciones estudiadas, y que se demuestre una reducción en la prevalencia de la enfermedad al disminuir o eliminar dicho factor de riesgo.[15,16]

Los factores de riesgo cardiovasculares se dividen en dos grupos: los principales, que son aquellos cuyo efecto de aumentar el riesgo cardiovascular ha sido comprobado

(Hipertensión arterial, tabaquismo, colesterol elevado, Obesidad, Diabetes mellitus...), y los contribuyentes, aquellos que pueden dar lugar a un mayor riesgo cardiovascular pero cuyo papel exacto no ha sido definido todavía(en esta categoría entrarían las hormonas sexuales, los anticonceptivos orales y el estrés).También los Factores de Riesgo Cardiovasculares se clasifican en predisponentes y desencadenantes. Dentro de los factores predisponentes, a su vez están: los no modificables como (edad, sexo, antecedentes familiares) y los modificables como la Hipertensión arterial (HTA), Diabetes mellitus (DM), Obesidad, Stress, tabaquismo, Dislipoproteinemia, sedentarismo, anticonceptivos orales y enfermedades vasculares.[2,15,17]

A manera general todos estos factores actúan principalmente de manera combinada e influyen en la formación de la placa de ateroma en el interior de los vasos sanguíneos, para producir cierto grado de oclusión, y cuando esta oclusión se desarrolla en la circulación que irriga al corazón se desencadena en la mayoría de los casos la Cardiopatía Isquémica. Recientemente se han señalados otros factores relacionados con la formación de la placa de ateroma como la hiperhomocisteinemia, el aumento de lipoproteína, alteraciones del balance entre radicales oxidantes y antioxidantes, hipercoaguagulabilidad, el polimorfismo del gen de la enzima convertidor de la angiotensina, y la presencia del antígeno leucocitario, humano.[14,17,18] Cuantos más factores de riesgo tenga una persona, mayores serán sus probabilidades de padecer una enfermedad isquémica del corazón. Algunos factores de riesgo pueden cambiarse, tratarse o modificarse y otros no. Pero el control del mayor número posible, mediante cambios en el estilo de vida y/o medicamentos, puede reducir el riesgo de sufrir Cardiopatía isquémica.[15]

A pesar que desde la década del 50 se sabía que la hipertensión arterial intervenía en el aumento de la morbilidad cardiovascular en los países desarrollados, fueron los estudios realizados en las décadas del 60 y del 70 los que claramente mostraron la relación entre Hipertensión arterial y las muertes por complicaciones vasculares en los órganos blancos: corazón, cerebro, riñón y vasos.[1,19] Según datos obtenidos por la Organización Mundial de la Salud (OMS), las enfermedades cardiovasculares y dentro de ellas la hipertensión arterial deben ser consideradas como un problema de salud prioritario en la América, con enormes repercusiones sociales y económicas. Esto es aún más evidente si se considera el hecho de que un número apreciable de pacientes, cuando buscan atención médica por Hipertensión arterial o son detectados por el equipo de salud en centros de atención, ya presentan complicaciones y daño de los órganos blancos lo que se explica en parte por ausencia de sintomatología en sus fases iníciales en el 50% de los pacientes.[2,10,20]

Se señala que durante el periodo 2011-2025 la pérdida acumulada de producción asociada con las enfermedades no transmisibles en los países de ingresos bajos y medianos será de US$ 7,28 billones.[2] La pérdida anual de aproximadamente US$ 500 000 millones a causa de las principales enfermedades no transmisibles representa alrededor del 4% del producto interior bruto en estos países. Las enfermedades cardiovasculares, entre ellas la hipertensión arterial, son el motivo de casi la mitad del costo.[1,2,4]

La diabetes mellitus actualmente es uno de los importantes problemas de salud que, a escala mundial, causa diversas complicaciones, dañando frecuentemente a ojos, riñones, nervios periféricos y vasos sanguíneos, constituyendo un factor de riesgo de Cardiopatía isquémica.[16,21] La diabetes mellitus tipo2 (también denominada diabetes no insulinodependiente) habitualmente aparece en la edad media de la vida (por encima de los 40 años), aunque existen casos infrecuentes en jóvenes y en muchas ocasiones se diagnostica cuando aparecen las complicaciones. El riesgo de un paciente diabético de padecer un problema cardiovascular se iguala al de una persona no diabética que haya tenido un infarto. Por tanto, los eventos del corazón son la principal causa de muerte entre diabéticos, especialmente aquellos que sufren
Tipo II. La diabetes debe considerarse de muy alto riesgo cardiovascular en las siguientes circunstancias: enfermedad cardiovascular clínica o subclínica, resistencia

a la insulina y síndrome metabólico con 4 o 5 componentes, presencia de múltiples factores de riesgo como dislipemia, Hipertensión arterial y tabaquismo o existencia de insuficiencia renal o albuminuria.[11,22,23]

La prevalencia de dislipemia es 2 a 3 veces más frecuente en la población con Diabetes mellitus, aproximadamente 40-60%. La elevación del colesterol LDL es el principal factor predictor de riesgo vascular en los diabéticos, pero el colesterol HDL y los triglicéridos son también factores de riesgo cardiovascular que contribuyen de forma decisiva al elevado riesgo cardiovascular de los pacientes con Diabetes mellitus. Por estos motivos, las principales recomendaciones de práctica clínica en el manejo de la dislipemia diabética puntualizan, después de conseguido el objetivo terapéutico primario en colesterol LDL, la necesidad de alcanzar los objetivos secundarios en términos de colesterol HDL y triglicéridos para intentar disminuir el riesgo cardiovascular residual.[24,25]

El tabaquismo es uno de los más importantes factores de riesgo para el desarrollo de las enfermedades cardiovasculares. La nicotina es el principio activo más importante del humo de cigarrillo que afecta a largo o corto plazo el corazón, otras sustancias y compuestos químicos como el alquitrán y el monóxido de carbono también perjudican el corazón de muchas maneras. Por ello se plantea que hay dos factores por los que el tabaco puede producir una isquemia coronaria: La nicotina desencadena la liberación de las catecolaminas(adrenalina y noradrenalina) que producen daño en la pared interna de las arterias (endotelio), aumenta el tono coronario con espasmo, produce alteraciones de la coagulación, incrementa los niveles de LDL(colesterol malo) y reduce los de HDL (colesterol bueno),además produce aumento de la trombina y fibrinógeno, los que aumentan el riesgo de fenómenos trombocitos, que son reversibles al dejar de fumar.[11,26,27]

Los efectos del tabaquismo se relacionan con la elevación de la frecuencia cardíaca, endurecimiento de la pared de las grandes arterias e irregularidades del ritmo cardíaco. Los efectos hemodinámicos de fumar producen un aumento de la frecuencia cardíaca en 10 a 15 latidos/ minutos y de la presión arterial en 5 a 10 mmHg, como consecuencia aumenta el consumo de oxigeno miocárdico cuyos efectos son más intensos en los primeros 5 minutos de empezar a fumar, persistiendo este efecto por lo menos 30minutos más. Se observan también alteraciones de la contractilidad ventricular y de la función diastólica. Las arterias coronarias pueden presentar vasoconstricción, aumento del tono vascular y de la resistencia coronaria por estimulación de los receptores, con disminución del flujo coronario.[26,27]

Se estudian los efectos del estrés emocional, los hábitos y la situación socioeconómica en el riesgo de sufrir enfermedades del corazón y ataque cardíaco. Aunque no ha sido hasta 2012 cuando el estrés ha aparecido como factor de riesgo cardíaco en la Guía Europea de prevención cardiovascular, desde la práctica médica se recomienda desde hace años prestar atención a este proceso que, si se instala de forma habitual en nuestra vida cotidiana puede acabar afectando la salud.[28,29]

Los investigadores han descubierto varias razones por las cuales el estrés puede afectar al corazón. Las situaciones estresantes aumentan la frecuencia cardíaca y la presión arterial, aumentando la necesidad de oxígeno del corazón. Como se explicó anteriormente, en momentos de estrés, el sistema nervioso libera más hormonas como la adrenalina. Estas hormonas aumentan la presión arterial, lo cual puede dañar la capa interior de las arterias. Al cicatrizarse las paredes de las arterias, pueden endurecerse o aumentar en grosor, facilitándose así la acumulación de determinados elementos que forman la placa de ateroma. También incrementa la concentración de factores de coagulación en sangre, aumentando así el riesgo de que se forme un coágulo que pueden obstruir totalmente una arteria ya parcialmente obstruida por placa, y ocasionar un ataque al corazón.[16,29]

Dentro de los factores cardiovasculares no modificables se incluyen la edad y el sexo. En general, los hombres tienen un riesgo mayor que las mujeres de sufrir un ataque al corazón. La diferencia es menor cuando las mujeres comienzan la menopausia, porque las investigaciones demuestran que el estrógeno, una de las hormonas femeninas, ayuda a proteger a las mujeres de las enfermedades del corazón. Además, las mujeres presentan mayor incidencia de obesidad y Diabetes después dela menopausia. Pero después de los 65 años de edad, el riesgo cardiovascular es aproximadamente igual en hombres y mujeres, cuando los demás factores de riesgo son similares.[30-32]

En la literatura existen indicios que apuntan a que la mujer que sufre un episodio de CI en cualquiera de sus modalidades posee una serie de connotaciones propias que la diferencian del otro sexo. Interesa conocer qué ocurre cuando una mujer se ve repentinamente afectada por una angina de pecho o un infarto. Para ello es importante aproximarse a los factores de riesgo cardiovasculares que dominan su escenario epidemiológico, como medio para poder entender mejor ciertas pautas de su comportamiento y establecer, de ese modo, las consideraciones que se estimen oportunas con el fin de reducir las altas tasas de morbimortalidad que supone actualmente la CI en el mundo. Una mayor conciencia de lo que supone la enfermedad conllevará una detección temprana de los signos de alarma de la enfermedad coronaria y permitirá por tanto una intervención más precoz. [30-32]

En cuanto a la edad las personas mayores tienen un mayor riesgo de sufrir enfermedades del corazón. Aproximadamente 4 de cada 5 muertes debidas a una enfermedad cardíaca se producen en personas mayores de 65 años de edad.[3,30]

Con la edad, la actividad del corazón tiende a deteriorarse. Puede aumentar el grosor de las paredes del corazón, las arterias pueden endurecerse y perder su flexibilidad y, cuando esto sucede, el corazón no puede bombear la sangre tan eficientemente como antes a los músculos del cuerpo. Las mujeres generalmente están protegidas de las enfermedades del corazón hasta la menopausia, a partir de la cual su riesgo comienza a incrementarse, a medida que su edad avanza y se aleja de su menopausia.[10,31]

La disminución progresiva de la función ovárica y con ello, la función protectora de los estrógenos provoca la aparición de un conjunto de síntomas que conforman el síndrome climatérico, pero en muchas ocasiones estos síntomas son indicios de algo más. En esta etapa, la incidencia de los factores de riesgo cardiovasculares en las mujeres es mayor, debidos mayormente al estrés que les provoca estos nuevos cambios en su vida.[31]

La menopausia está relacionada con cambios metabólicos que suelen producir un aumento en la grasa corporal, tendiendo a la obesidad en la mayoría de las mujeres, aunque en algunas solo hay modificaciones de la distribución de grasa. Esto además de ser un cambio en el físico de la mujer, representa un aumento del riesgo cardiovascular.[33]

Tampoco debemos olvidar que los factores de riesgo ligados a los hábitos de vida como fumar, llevar una vida sedentaria, obesidad o el estrés juegan un papel muy importante en la aparición de estas enfermedades. Por eso, cuando la mujer alcanza esta etapa de la vida, es muy importante que controle su estado cardiovascular, llevando una vida sana, una alimentación equilibrada y controlando los factores de riesgo.[34]

Según la doctora Eulalia Roig (ex directora de la Agencia de Investigación de la Sociedad Española de Cardiología y cardióloga del Hospital Sant Pau de Barcelona), "la actividad de los estrógenos preserva la función endotelial de las arterias y disminuye el colesterol. También reduce la viscosidad de la sangre, minimizando el riesgo de trombosis (…)" .[35]

Algunas enfermedades del corazón y la herencia guardan relación. Si los padres o hermanos padecieron de un problema cardíaco o circulatorio antes de los 55 años de edad, la persona tiene un mayor riesgo cardiovascular que quien no tiene esos antecedentes familiares. Los factores de riesgo tales como la hipertensión arterial, la diabetes mellitus y la obesidad también pueden transmitirse de una generación a la siguiente. Hoy en día parece que las diferencias en la incidencia de enfermedades cardiovasculares entre hombres y mujeres tienen que continuarse ampliando al importante papel que juegan los factores de riesgo y los hábitos de vida.[16,31,36]

.

Ciertas formas de enfermedades cardiovasculares son más comunes entre ciertos grupos raciales y étnicos. Los estudios demuestran que los negros sufren de hipertensión más grave y tienen un mayor riesgo cardiovascular que las personas caucásicas. La exposición individual a factores tales como la obesidad y los patrones dietéticos proporciona, con cierta diferencia, la más útil de las señales en el sustrato causal que conduce a la hipertensión arterial. A estos atributos físicos o del comportamiento, como la obesidad y dieta, se unen una variedad de características demográficas que también incrementan el riesgo de hipertensión Arterial. Entre las que ejercen una mayor influencia se encuentran el sexo masculino, el estatus social y la raza u origen étnico.[37]

Existe un reconocimiento creciente con respecto a la necesidad de estratificación del riesgo y de las metodologías de prevención adecuadas. Gracias a muchos estudios en los que participaron miles de pacientes, los investigadores han identificado algunas variables que desempeñan papeles importantes en las probabilidades de que una persona presente enfermedades cardiovasculares isquémicas. La mejoría en el perfil de los FRC incluyendo el estrés puede contribuir a una disminución de hasta un 60% de la mortalidad por Cardiopatía isquémica.[10]

OBJETIVOS

General

Caracterizar la cardiopatía isquémica y su relación con etapas de vida premenopaúsica y posmenopáusica en mujeres pertenecientes al consultorio médico 27 del Policlínico Docente Norte del municipio Florida.

Específico

- Identificar en las mujeres con cardiopatía isquémica la edad, color de la piel, escolaridad y ocupación.
- Definir antecedentes patológicos personales.
- Precisar hábito de fumar y práctica de ejercicios físicos.
- Determinar situaciones estresantes y grado de obesidad.
- Establecer diagnóstico según etapa de vida femenina e intervalo de tiempo entre este y menopausia.

DISEÑO METODOLÓGICO

Clasificación de la investigación: Investigación Desarrollo.

Aspectos generales del estudio: Se realizó un estudio descriptivo transversal con el objetivo de caracterizar la cardiopatía isquémica y su relación con etapas de vida premenopáusica y posmenopáusica en mujeres pertenecientes al consultorio médico 27 del Policlínico Docente Norte del municipio Florida, provincia de Camagüey en el período comprendido de septiembre del 2020 a marzo 2023.

Universo de estudio: El universo estuvo constituido por 53 mujeres no embarazadas de 18 años y más con diagnóstico de cardiopatía isquémica, perteneciente al local 27 de salud del Policlínico Norte Florida, con previo consentimiento informado (Anexo 1).

Métodos y Recolección de la información:

Métodos empleados:

Como en toda investigación de salud desempeñan un papel fundamental los métodos empíricos, teóricos y estadísticos.

Métodos Empíricos: permitieron la obtención y elaboración de los datos.

Empíricos: Se realizó la revisión documental a través de las historias clínicas de salud individual por lo que se confeccionó una ficha de recolección de los datos (Anexo 2), la cual constituyó la fuente secundaria, y primaria una encuesta (Anexo 3) para obtener información acerca de las variables.

Métodos Teóricos:

- El método de lo abstracto a lo concreto: a través de la revisión bibliográfica se pudo actualizar la situación imperante con respecto a la influencia que ejercen los factores de riesgo cardiovasculares en mujeres tanto en el mundo como en nuestro país, lo que permitió diseñar la metodología de esta investigación y el procesamiento de sus datos.

Además, permitió la construcción y desarrollo de la teoría científica y el enfoque general para abordar el problema científico, para lo cual se emplearon referencias bibliográficas que sirvieron de apoyo para realizar la discusión y el análisis de los resultados, en correspondencia con los intereses de la investigación.

Recolección de la Información.

La recolección de la información se realizó a través de una planilla de recolección de los datos de las historias clínicas de salud individual como fuente secundaria y una encuesta como fuente primaria y definitiva elaborada por la autora. Los resultados se plasmaron en tablas y gráficos para darle salida a los objetivos planteados y así arribar a conclusiones.

Estadísticos: Los datos se procesaron en una computadora a través del procesador estadístico SPSS 11.0 para Windows XP. Se realizarán distribuciones de frecuencias a todas las variables y los resultados se plasmarán en tablas con frecuencia absoluta y relativa.

Operacionalización de las variables:

Variable	Tipo	Escala	Descripción	Indicador
Edad	Cuantitativa continua	18 - 28 años 29 - 39 años 40-50 años 50-60 años Más de 60 años.	Se considera de acuerdo a los años cumplidos	Frecuencia y porciento
Color de la piel	Cualitativa nominal dicotómica	Blanca Negra Amarilla	Según color de la piel	Frecuencia y porciento
Escolaridad	Cualitativa nominal politómica	Primaria Secundaria Preuniversitario Universitario	Según escolaridad	Frecuencia y porciento

Ocupación	Cualitativa nominal politómica	Estudiante Profesional Obrero Sin vínculos laborales	Según ocupación	Frecuencia y porciento
Antecedentes patológicos personales	Cualitativa nominal politómica	Hipertensión arterial Diabetes mellitus Hipercolesterolemia Obesidad Otros	Según antecedentes patológicos personales	Frecuencia y porciento
Hábitos tóxicos (tabaquismo)	Cualitativa nominal dicotómica	Si No	Según Hábitos tóxicos	Frecuencia y porciento
Práctica de ejercicios físicos	Cualitativa nominal dicotómica	Si No	Según se refiera en la encuesta	Frecuencia y porciento
Situaciones estresantes	Cualitativa nominal politómica	Hogar Trabajo Familia Escuela Otros	Según situaciones estresantes	Frecuencia y porciento
Grado de obesidad según IMC	Cualitativa nominal politómica	Grado I Grado II Grado III	Según H.C	Frecuencia y porciento

Diagnóstico de la Cardiopatía Isquémica según etapa de vida	Cualitativa nominal dicotómica	Premenopaúsica Postmenopáusica	Según se refiera en la encuesta	Frecuencia y porciento
Intervalo de tiempo entre menopausia y diagnóstico de cardiopatía isquémica	Cualitativa nominal politómica	Menos de 5 años 5 a 10 años Más de 10 años	Según se refiera en la encuesta	Frecuencia y porciento

Aspectos éticos:

La investigación se justificó desde el punto de vista ético porque:

- Se realizó conforme a los principios éticos para la investigación médica en humanos establecidos en la Declaración de Helsinki enmendada por la 52ª Asamblea General en Edimburgo, Escocia, Octubre 2000.
- La población sobre la que se ejecutó la investigación obtuvo beneficios de los resultados del estudio.
- Se respetó la integridad de los participantes en la investigación, al asegurar la confidencialidad y los datos obtenidos se utilizaron con fines científicos sin revelar identidad de los participantes.

RESULTADOS Y DISCUSIÓN

Tabla 1.

Edad:

Edad	No	%
18 - 28 años	-	-
29 - 39 años	1	1,9
40-50 años	10	18,7
50-60 años	12	22,6
Más de 60 años	30	56,6
Total:	**53**	**100**

Fuente: Planilla de recolección de datos.

En la tabla 1 al caracterizar la muestra de estudio según la edad, se pudo constatar una prevalencia de las pacientes mayores de 60 años en un 56,6% (30), seguida de aquellas entre 50 – 60 años con 12 pacientes para el 22,6%.

Tabla 2.

Color de la piel:

Color de la piel	No	%
Blanca	41	77,4
Negra	12	22,6
Amarilla	-	-
Total:	**53**	**100**

Fuente: Planilla de recolección de datos.

Al determinar el color de la piel en las mujeres con cardiopatía isquémica según se muestra en la tabla 2, se observó una mayor incidencia de la enfermedad en las de color blanco de la piel con un 77,9% (41 pacientes).

Tabla 3.

Escolaridad:

Escolaridad	No	%
Primaria	1	1,9
Secundaria	13	24,5
Preuniversitario	28	52,8
Universitario	11	20,8
Total:	**53**	**100**

Fuente: Planilla de recolección de datos.

Como se muestra en la tabla 2 al determinar en el estudio la escolaridad presente en las pacientes se encuentra que el nivel de escolaridad preuniversitario prevalece en un 52,8%, seguido de la secundaria en 13 mujeres para el 24,5%.

Tabla 4.

Ocupación:

Ocupación	No	%
Estudiante	-	-
Profesional	9	17,0
Obrero	5	9,4
Sin vínculos laborales	39	73,6
Total:	**53**	**100**

Fuente: Planilla de recolección de datos.

Según se puede observar en la tabla 4, al constatar la ocupación que presenta la muestra estudiada, fueron más frecuentes aquellas sin vínculo laboral 39 para el 73,6%.

Tabla 5.

Antecedentes patológicos personales:

Antecedentes patológicos personales	No	%
Hipertensión arterial	46	86,8
Diabetes mellitus	20	37,7
Hipercolesterolemia	7	13,2
Obesidad	15	28,3
Otros	10	18,9

Fuente: Planilla de recolección de datos.

Al ser analizado los antecedentes patológicos personales en las mujeres con cardiopatía isquémica según se muestra en la tabla 5, se pudo observar que el 86,8% (46) padece de hipertensión arterial, seguida de la diabetes mellitus y la obesidad en el 37,7% y 28,3% respectivamente.

Tabla 6.

Hábitos tóxicos (tabaquismo):

Hábitos tóxicos (tabaquismo)	No	%
Si	29	54,7
No	24	45,3
Total:	**53**	**100**

Fuente: Planilla de recolección de datos.

Al ser precisada la frecuencia del hábito tóxico (tabaquismo) según se demuestra en la tabla 6, existió una prevalencia de 29 mujeres para el 54,7% que poseen el hábito.

Tabla 7.

Práctica de ejercicios físicos:

Práctica de ejercicios físicos	No	%
Si	21	39,6
No	32	60,4
Total:	**53**	**100**

Fuente: Planilla de recolección de datos.

La tabla 7, que describe la práctica o no de ejercicios físicos se puede observar que el 60,4% no lo realizan, mientras que el 39,6% si realizan (21).

Tabla 8.

Situaciones estresantes:

Situaciones estresantes	No	%
Hogar	41	77,4
Trabajo	10	18,7
Familia	26	49,1
Escuela	-	-

Fuente: Planilla de recolección de datos.

Al determinar el medio que provoca situaciones estresantes en las féminas (tabla 6), el mayor porcentaje refirieron al hogar y la familia (41 pacientes para el 77,4% y 26 para el 49,1%).

Tabla 9.

Grado de obesidad según IMC:

Grado de obesidad según IMC	No	%
Grado I	2	3,7
Grado II	9	60,0
Grado III	4	26,4
Total:	**15**	**28,3**

Fuente: Planilla de recolección de datos.

Al ser analizado el grado de obesidad en las 15 mujeres que manifiestan este factor de riesgo, se encuentra una incidencia de la obesidad grado II en 9 que representan el 60,0%.

Tabla 10.

Diagnóstico de la Cardiopatía Isquémica según etapa de vida:

Diagnóstico de la Cardiopatía Isquémica según etapa de vida	No	%
Premenopaúsica	13	24,5
Postmenopáusica	40	75,5
Total:	**53**	**100**

En la tabla 10, al determinar el diagnóstico de la cardiopatía isquémica según atapa de vida de la mujer, se observó que en el 75,5% fue diagnosticada la enfermedad en la etapa postmenopáusica, lo que puede ser explicado por la presencia durante esta etapa de engrosamiento de la íntima en la carótida con significado clínico y valores de flujo de la arteria braquial significativamente disminuido con relación a la premenopaúsica.

Tabla 11.

Intervalo de tiempo entre menopausia y diagnóstico de cardiopatía isquémica:

Intervalo de tiempo entre menopausia y diagnóstico de cardiopatía isquémica	No	%
Menos de 5 años	3	5,7
5 a 10 años	15	28,3
Más de 10 años	35	66,0
Total:	**53**	**100**

Según la tabla 11, al establecer el Intervalo de tiempo entre menopausia y diagnóstico de cardiopatía isquémica se constata que prevalece el mas de 10 años en el 66,0% de la muestra estudiada.

CONCLUSIONES

- Prevaleció en la muestra estudiada las pacientes mayores de 60 años, las de raza blanca, con nivel de escolaridad preuniversitario y aquellas sin vínculo laboral.
- Fue frecuente la hipertensión arterial como antecedente patológico personal.
- El mayor porcentaje presenta el tabaquismo como hábito tóxico y la no práctica de ejercicio físico.
- El hogar constituyó el medio donde se provoca en mayor medida situaciones estresantes en las féminas y se manifestó mayor incidencia de la obesidad grado II.
- Ocurre el diagnóstico de la cardiopatía isquémica en la mayoría de las pacientes durante la etapa postmenopáusica, con un intervalo de tiempo entre menopausia y diagnóstico de cardiopatía isquémica de más de 10 años.

REFERENCIAS BIBLIOGRÁFICAS

1. Guadalupe Sánchez-Arias A, et al. Enfermedad cardiovascular: primera causa de morbilidad en un hospital de tercer nivel. Rev Mex Cardiol [internet]. 2016 [citado 21 de mayo de 2022]; 27 (3): [aprox. 9p.]. Disponible en: www.medigraphic.com/revmexcardiol

2. Ogáyar Luque C. Pronóstico de la cardiopatía isquémica crónica estable en pacientes ambulatorios mayores o iguales a 75 años [tesis]. Universidad de Córdoba, 2014 [citada 3 de mayo de 2022]. Disponible en: www.uco.es/publicacionespublicaciones@uco.es

3. Organización Panamericana de la Salud. Enfermedades cardiovasculares. [internet].; 2020 [cited 2021 Diciembre 12]. Available from: https://www.paho.org/es/temas/enfermedades-cardiovasculares#:~:text=La%20enfermedad%20isqu%C3%A9mica%20del%20coraz%C3%B3n,los%20vasos%20sangu%C3%ADneos%20por%20aterosclerosis.

4. Jaramillo Jaramillo M, Zambrano Chaves J. Diagnóstico y tratamiento de la cardiopatía isquémica en mujeres. Revista Colombiana de Cardiología. 2018 Enero; 25(1): p. 84-90.

5. Joza Vera M, Campos Vera N, Rivas Estany E, Zambrano Mendoza L, Andrade Ruiz H. Caracterización de egresos hospitalarios de enfermedad isquémica del corazón, provincia de Manabí, Ecuado. VITAE: Academia Biomédica Digital. 2019 Octubre;(76).

6. Artucio C, Giambruno , Duro , Michelis V, Korytnicki D, Barranco. Enfermedad cardiovascular en la mujer. Cómo la perciben, qué conocen y qué conductas de prevención adoptan las mujeres. Revista Uruguaya de Cardiología. 2017 Abril; 32(1).

7. García Bello, Cácere C, Gómez N, Paniagua, Lovera O, Centurión A. Factores de riesgo y cardiopatías prevalentes en mujeres internadas en la división de medicina cardiovascular del Hospital de Clínicas. Memorias del Instituto de Investigaciones en Ciencias de la Salud. 2017 Julio; 15(2): p. 45-55.

8. García M. Factores de riesgo cardiovascular desde la perspectiva de sexo y género. Revista Colombiana de Cardiología. 2018 Enero; 25(1): p. 8-12.

9. Sabate T, Farrero Torres M. Cardiopatía Isquémica. [internet]. 2018 [cited 2022 Enero 04]. Available from: https://www.clinicbarcelona.org/asistencia/enfermedades/cardiopatia-isquemica/tratamiento

10. Ministerio de Salud Pública. Anuario estadístico de salud. La Habana: MINSAP, Dirección Nacional de Registros Médicos y Estadísticas de Salud; 2019 [citado 24 abril 2022]. Disponible en: http://files.sld.cu/dne/files/2020/10/anuario-2019-esp-e.pdf

11. Oramas L, Lugones M, Massip J. Riesgo cardiovascular en mujeres de edad mediana en el Policlínico "Mártires del Corynthia". Rev Cubana Obstet Ginecol [Internet]. 2016 [citado 17 Jun 2022];42(1). Disponible en: http://scielo.sld.cu/scielo.php?script=sci_arttext&pid=S0138-600X2016000100010

12. Martínez Pérez Misleny. Modelo de promoción de salud dirigido a la población con riesgo de cardiopatía isquémica. Rev.Med.Electrón. [Internet]. 2018 Ago [citado 2022 Abr 15]; 40(4): [aprox. 7p.]. Disponible en:

http://scielo.sld.cu/scielo.php?script=sci_arttext&pid=S1684-18242018000400014&lng=es

13. Sariego Caraballo HE, Medina González I, Solis Solis S. Actuación profesional de enfermería en la prevención de los factores de riesgo de la cardiopatía isquémica. Revista Cubana de Tecnología de la Salud [Internet]. 2017 [citado 2022 Abr 15];7(3): [aprox. 10 p.]. Disponible en: http://www.revtecnologia.sld.cu/index.php/tec/article/view/796

14. Ministerio de Salud Pública. Dirección de Registros Médicos y Estadísticas de Salud. Anuario Estadístico de Salud 2016.La Habana: Minsap, 2017. Disponible en: http://files.sld.cu/dne/files/2017/05/Anuario_Estad%C3%Adstico_de_Salud_e_2016_edici%C3%B3n_2017. pdf.

15. Herrington W, Lacey B, Sherliker P, Armitage J, Lewington S. Epidemiology of Atherosclerosis and the Potential to Reduce the Global Burden of Atherothrombotic Disease. Circ Res [Internet]. 2016 Feb 19 [cited 2022 Feb 23];118(4):535–46. Available from: https://www.ahajournals.org/doi/10.1161/CIRCRESAHA.115.307611

16. Cardiopatía Isquémica - Fundación Española del Corazón [Internet]. 2020 [cited 2022 Mar 20]. Available from: https://fundaciondelcorazon.com/informacion-para-pacientes/enfermedades-cardiovasculares/cardiopatia-isquemica.html

17. Harrinson. Principios de Medicina Interna.15ta ED.2002.444-48

18. Cateterismo cardiaco y coronariografía - Fundación Española del Corazón [Internet]. [cited 2022 Apr 1]. Available from: https://fundaciondelcorazon.com/informacion-para-pacientes/metodos-diagnosticos/cateterismo-cardiaco.html

19. Mosley JD, Van Driest SL, Wells QS, Shaffer CM, Edwards TL, Bastarache L, et al. Defining a Contemporary Ischemic Heart Disease Genetic Risk Profile Using Historical Data. Circ Cardiovasc Genet. 2016 Dec 1;9(6):521–30.

20. Rodríguez TR. La Cardiopatía Isquémica y la situación actual del enfoque de género en esta problemática de salud Ischemic heart disease and the gender approach current situation in this health problem. 2019; 21:33–41.

21. Rogers HL, Hoyos L, Murillo VC, Juan Y, Lasprilla CA, Xxvii V. Depressive symptoms and associated risk factors in coronary artery disease patients. Rev Argentina Clínica Psicológica. 2018;27(1):53–61.

22. Soriano Perera P, Pablos Velasco PL. Epidemiología de la Diabetes mellitus. Las Palmas de Gran Canaria. España. EndocrinolNutr. 2017;54(Supl 3):2-7

23. Diabetes Mellitus: Situación Actual. Boletín de Prensa Sanofi: 2

24. The Editors. Circulation Research Thematic Synopsis: Atherosclerosis. Circulation Res. 2013 [cited 2016 Mar 10];112: e118-e147. Availablefrom: http://www.cdc.gov/nchs/fastats/heart.html

25. Edjoc RK, Reid RD, Sharma M. The effectiveness of smoking cessation interventions in smokers with vascular disease: a systematic review. BMJ Open. 2012 [cited 2022 mar 19]; 2012(2): e002022. Available from: http://dx.doi.org/10.1136/bmjopen-2012-002022 doi: 10.1136/bmjopen-2012-002022

26. Lezcano E. La epidemia de tabaquismo. Epidemiología, factoresde riesgo y medidas de prevención. Salud Pública Méx. 2012;44 (supl.1):5-18.

27. Pérez Pérez A. Enfoque contemporáneo de algunos aspectos de los factores de riesgo coronarios. MEDISAN [internet]. 2003; 7(2). Disponible en: http://bus.sld.cu/ revista/san/vol7 2 o3/ san 14203.htm

28. Fernández Alonso C. Libro de la salud cardiovascular. El estrés en las enfermedades cardiovasculares. Primera edición, 2009 Cap 66; 585-89.

29. Estudios Poblacional de la Muerte SúbitaCardiovascular extrahospitalaria: incidencia y causa de muerte en el adulto mayor. RevEsp de Cardiología. 2011[citado Ago 2011];10-4 Disponible en: http://www. corsalud.sld.cu/ suplementos/2011/v6s

30. Cardioatrio.com. La muerte súbita cardiaca ocurre sobre todo en mujeres con factores de riesgo coronario. 09 Jun 2008, 03:02

31. Rangel Rivera JC, Lauzardo García del Prado G, Quintana Castillo M, Gutiérrez Hernández ME, Gutiérrez Hernández N. Necesidad de crear programas de promoción y prevención en el adulto mayor. Rev Cubana Estomatol [Internet]. 2009 Mar [citado 2016 mar 29]; 46(1). Disponible en: http://scielo.sld.cu/scielo.php?script=sci_arttext&pid=S0034-75072009000100004&lng=es

32. Conocimientos previos de la mujer en la enfermedad coronaria: Un estudio fenomenológico.Rev.Urug. de Cardiología.2017[citado Sept 2015];];10-4 Disponible en: http://dx.doi.org/10.4321/S1132-12962015000200003

33. Asociación Española para el estudio de la menopausia. "Signos y síntomas". 2008; Disponible en: http://www.aeem.es/sofocos.asp

34. Lugones Botell, M; Quintana Riverón, Tania Y; Cruz Oviedo, Yolanda. "Climaterio y menopausia: importancia de su atención en el nivel primario". Revista Cubana de Medicina General Integral. 1997; 13(5). ISSN 1561-3038

35. Sociedad Española de Cardiología. "La enfermedad cardiovascular mata casi a un 8% más de mujeres que de hombres en España". 2011. Disponible en: http://www.secardiologia.es/formacion-y-becas/congresos/congreso-sec/sec-2011/3607-enfermedad-cardiovascular-mata-a-casi-un-8-mas-de-mujeres-que-hombres-espana

36. Calvo González, A; FernándezMachín,LM; González García,VM; Rubial León,AJ; Hernández Iglesias,M.: Estilos de vida y factores de riesgo asociados a la cardiopatía isquémica. Rev Cubana Med Gen Integr 2004; 20(3)

37. Hernández Triana M, Ruiz Álvarez V. Obesidad una epidemiamundial. Implicaciones de la genética. Rev Cubana InvestBiomed. 2007;26 (3):1-10..

ANEXOS

Anexo I:

Carta de consentimiento informado:

Yo: ____ estoy de acuerdo a participar en la investigación: Caracterización de la cardiopatía isquémica en mujeres y su relación con etapas de vida: premenopáusica y posmenopáusica en el municipio Florida.

Se me han explicado detalladamente los objetivos y procedimientos del estudio. El consentimiento de participación es totalmente voluntario y en caso de no aceptar no tendrá secuela alguna en las relaciones con la entidad ejecutora de la investigación, los que continuarán atendiéndolo según las normas de conducta actuales de esta institución y de nuestra sociedad, teniendo el mismo derecho a recibir el máximo de posibilidades de atención.

En cualquier momento puede retirarse del estudio, sin que sea necesario explicar las causas y esto tampoco afectará las relaciones con el profesional a cargo de la investigación.

Para que así conste y por libre voluntad firma el presente consentimiento junto con la doctora que me ha dado las explicaciones, a los __ días del mes_________ del 20___.

______________________________ ______________________________

Firma de la paciente Firma del investigador

Anexo II:

Planilla de recolección de datos de la H.C

1. Nombre y Apellidos

2. Edad:

a) ___ 18 - 28 años

b) ___ 29 - 39 años

c) ___ 40-50 años

d) ___ 50-60 años

e) ___ Más de 60 años

3. Color de la piel:

a) ___ Blanca

b) ___ Negra

c) ___ Amarilla

4. Escolaridad:

a) ___ Primaria

b) ___ Secundaria

c) ___ Preuniversitario

d) ___ Universitario

5. Ocupación:

a) ___ Estudiante

b) ___ Profesional

c) ___ Obrero

d) ___ Sin vínculo laboral

6. Antecedentes Patológicos Personales:

a) ___ Diabetes Mellitus

b) ___ Hipertensión Arterial

c) ___ Dislipidemias

d) ___ Obesidad

e) ___ Otros

7. Grado de obesidad según IMC:

a) ___ Obesidad grado I

b) ___ Obesidad grado II

c) ___ Obesidad grado III

Anexo III:

Encuesta

1. Marque con una x, en qué etapa de la vida ocurre el diagnóstico de la cardiopatía isquémica:

a) ___ Antes de la menopausia

b) ___ Después de la menopausia

2. De los aspectos que a continuación se presentan seleccione los relacionados con el intervalo de tiempo entre menopausia y diagnóstico de la cardiopatía isquémica:

a) ___ Menos de 5 años

b) ___ 5 a 10 años

c) ___ Más de 10 años

3. Seleccione el medio que a usted le genera situaciones estresantes:

a) ___ Hogar

b) ___ Trabajo

c) ___ Familia

d) ___ Escuela

e) ___ Otros

4. Usted practica ejercicios físicos, marque con una x:

a) ___ Si

b) ___ No

5. Usted posee hábitos tóxicos como el tabaquismo:

a) ___ Si

b) ___ No

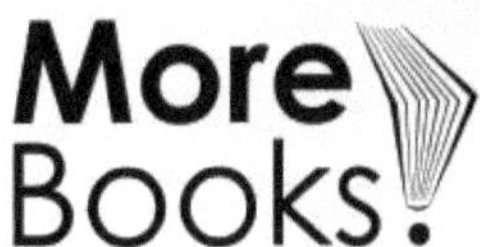

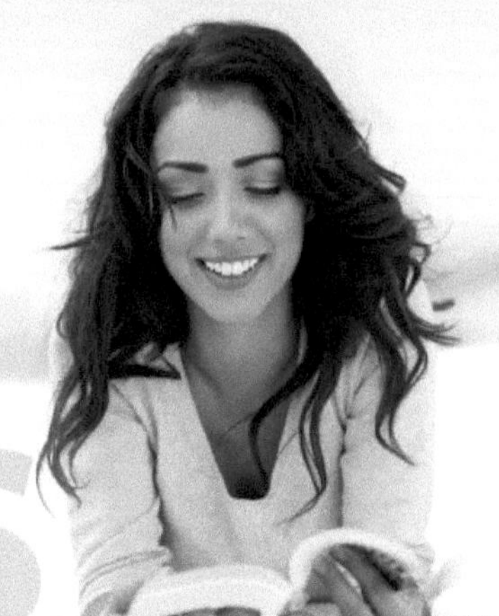

yes

I want morebooks!

Buy your books fast and straightforward online - at one of world's fastest growing online book stores! Environmentally sound due to Print-on-Demand technologies.

Buy your books online at
www.morebooks.shop

¡Compre sus libros rápido y directo en internet, en una de las librerías en línea con mayor crecimiento en el mundo! Producción que protege el medio ambiente a través de las tecnologías de impresión bajo demanda.

Compre sus libros online en
www.morebooks.shop

info@omniscriptum.com
www.omniscriptum.com

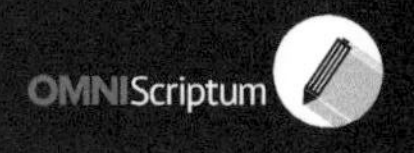

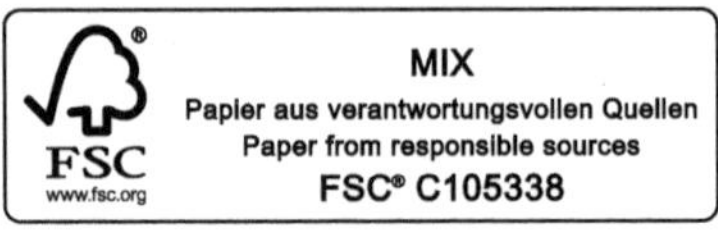

Printed by Books on Demand GmbH, Norderstedt / Germany